AF462899

DES

ACCIDENTS URÉMIQUES

DANS LE

CANCER DE L'UTÉRUS

PAR

Georges BOUDIN,

Docteur en médecine de la Faculté de Paris,
Ancien externe des hôpitaux de Paris,
Médaille de bronze de l'Assistance publique.

PARIS
A. PARENT, IMPRIMEUR DE LA FACULTÉ DE MÉDECINE
RUE MONSIEUR-LE-PRINCE 29 ET 31

1876

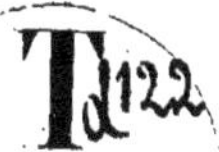

DES

ACCIDENTS URÉMIQUES

DANS LE

CANCER DE L'UTÉRUS

DES

ACCIDENTS URÉMIQUES

DANS LE

CANCER DE L'UTÉRUS

PAR

Georges BOUDIN,

Docteur en médecine de la Faculté de Paris,
Ancien externe des hôpitaux de Paris,
Médaille de bronze de l'Assistance pubiqiue.

PARIS
A. PARENT, IMPRIMEUR DE LA FACULTÉ DE MÉDECINE
RUE MONSIEUR-LE-PRINCE 29 ET 31

1876

DES

ACCIDENTS URÉMIQUES

DANS LE

CANCER DE L'UTÉRUS

I

Pendant le cours de l'année 1874, un assez grand nombre de femmes atteintes de cancer utérin furent admises à l'hôpital de la Charité dans le service de clinique de M. le professeur Bouillaud, alors suppléé par M. le Dr Brouardel.

Notre excellent maître eut l'occasion dans une de ses cliniques, de nous exposer un mode de terminaison des plus fréquents dans cette redoutable affection. Je veux parler des accidents urémiques, par compression des uretères et altérations rénales consécutives. Depuis cette époque j'ai été à même d'observer et de suivre quelques malades présentant les mêmes symptômes amenés par les mêmes causes. Enfin la publication récente d'un certain nombre de travaux sur l'urée, ses variations et ses divers modes d'élimination m'ont conduit à faire des accidents urémiques, dans les cas de cancer du col de l'utérus, le sujet de cette étude.

Avant d'aborder l'examen du mécanisme de l'urémie

et des divers symptômes qui peuvent être observés dans le cas de cancer utérin, j'exposerai brièvement les données historiques ayant trait à cette question, laissant de côté tout ce ce qui se rapporte à l'urémie en général pour me confiner dans le seul sujet de cette thèse.

Les faits d'obstruction plus ou moins complète des uretères et de rétention consécutive des urines ont dû être fréquents, malheureusement ils ont passé inaperçus dans la plupart des cas. C'est surtout dans les auteurs qui ont écrit vers la fin du siècle dernier que l'on trouve ce fait mentionné avec quelques détails. Ainsi, dans les mémoires de l'ancienne Académie Royale de Chirurgie, on trouve une observation succincte de Noël, intercalée dans un travail de Verrier sur la hernie de la vessie. Il s'agit d'une petite fille sur laquelle on trouva, à l'autopsie, une dilatation considérable des uretères et des bassinets. Il y eut rétention d'urine pendant quelques jours et la mort survint au milieu de vomissements et de convulsions. J'ai rapporté ce fait comme exemple d'urémie par oblitération des uretères, bien qu'ici il n'y eut pas de cancer. La cause de l'oblitération n'est pas mentionnée. (Mém. de l'acad. de chirurg., t. II, p. 33).

En 1760, dans le troisième volume de ses « Maladies Chirurgicales », Jean-Louis Petit donne une bonne description des uretères distendus et mentionne le cancer de l'utérus comme une des causes qui peuvent amener cet état; mais il ne signale aucun des symptômes morbides qui peuvent en résulter.

Un peu plus tard, en 1767, Joseph Lieutaud (*Historia*

anatomico-medica) rapporte diverses observations que l'on peut certainement rattacher à l'urémie par défaut d'excrétion des urines. — Une d'elles, n° 1158, empruntée à Tulpius, relate l'histoire d'une femme qui, après de violentes douleurs lombaires, eut une suppression d'urines et mourut dans les convulsions et le coma. A l'autopsie, l'uretère et le rein droits furent trouvés distendus par une grande masse de liquide et de calculs; l'un de ceux-ci était introduit dans l'uretère et l'obstruait. Dans l'observation 1222, à la suite cette fois d'un cancer de l'utérus, Lieutaud note la compression des uretères et leur dilatation. Je citerai encore les observations 1220 et 1243 qui offrent des exemples du même état.

Giuseppe Nessi, qui professait la chirurgie à l'université de Pavie vers la même époque, signale la compression des uretères par les polypes et les cancers de l'utérus. Il donne pour la première fois une description assez complète des accidents, c'est ainsi qu'il cite les vomissements, l'odeur ammoniacale de l'haleine, le refroidissement, les convulsions, le coma, (t, III, p. 133), Il note même que les accidents ultimes peuvent être retardés s'il s'établit des voies d'émonction supplémentaires, telles que les sueurs abondantes, la diarrhée, les vomissements.

A partir de ce moment la question semble retomber dans l'oubli et il faut arriver jusqu'en 1829 pour trouver, dans les Archives Générales de médecine, trois observations de Dance ayant trait à notre sujet. Il décrit les accidents urémiques, la dilatation des uretères et insiste sur les caractères particuliers du liquide qu'ils renferment. Enfin, nouveau pas en avant, il mentionne l'altération des reins. Dance fait suivre ces trois observations des réflexions suivantes : « Il résulte des observations que nous venons de rapporter : 1° Que le cancer de la matrice, en se propageant à la vessie, peut donner lieu à des obstacles physiques, à l'écoulement de l'urine provenant des uretères, soit en déterminant des adhérences qui effacent ou diminuent le calibre de ces vaisseaux, soit en obstruant directement leur cavité au moment où ils s'insinuent entre les membranes de la vessie. 2° Que dans ces circonstances, l'urine, stagnant au-dessus de l'obstacle, dilate les uretères en amincissant leurs parois. 3° Que des vomissements subits et abondants, une diminution dans la quantité de l'urine excrétée ou sa suppression, le raccourcissement et l'épaississement de la paroi antérieure du vagin peuvent faire présumer l'existence de cette complication. 4° Que dans tous les cas la rétention d'un fluide éminemmeut excrémentitiel ne peut être sans danger pour l'économie. »

Comme on le voit par ces quelques lignes, le problème est nettement posé, et bien que le mot d'urémie ne soit pas prononcé, toute la doctrine est là en germe.

Rayer, en 1835, (Traité des maladies des reins) cite plusieurs observations de pyélo-néphrite et de dilatation des uretères par propagation du carcinome utérin. Lebert dans son traité des Maladies cancéreuses, mentionne les mêmes faits, mais ne parle pas des accidents urémiques, il se contente de rappeler combien ces lésions sont fréquentes. (p. 232.) Il signale une observation de Follin publiée dans les Comptes-Rendus de la

Société de biologie (1849) p. 26, observation remarquable surtout par le volume énorme qu'avait atteint le rein gauche. Follin ne fait d'ailleurs aucune mention des symptômes et ne cherche pas à tirer une conclusion des faits par lui observés.

Enfin, Aran, en 1860, dans ses cliniques faites à l'Hôtel-Dieu et réunies dans son excellent livre sur les maladies de l'utérus, insiste tout particulièrement sur l'urémie dont il ne prononce pas le nom, mais qu'il décrit très-bien et qu'il rattache à sa véritable cause.

M. Fournier, dans sa thèse d'agrégation soutenue en 1863, sur l'urémie rapporte une observation de M. le professeur Lasègue, dans laquelle les accidents urémiques ont pu être manifestement rattachés à un cancer de l'utérus. Je mentionnerai encore les livres de Roberts et de Rosenstein sur les maladies des reins. Depuis, M. Lancereaux dans son anatomie pathologique et son article *Rein* du Dictionnaire Encyclopédique, fournit de nouveaux matériaux à cette étude et décrivit la néphrite diffuse consécutive à l'oblitération des uretères. Je rappellerai encore une bonne observation avec réflexions publiée par MM. Béhier et Liouville dans le Mouvement médical de 1873, enfin la thèse de M. Girard sur la Resorption urineuse et l'urémie dans les voies urinaires (Paris 1873), celle de M. Chaumont sur les troubles urinaires dans le cancer de l'utérus, et celle de M. Roumieu sur les divers modes de terminaison du cancer du col de l'utérus (1875).

On pourrait multiplier le nombre des observations publiées depuis les travaux que je viens de citer, mais j'arrêterai là cet historique déjà long. Quant à l'urémie en général,, je n'en parlerai pas ici, me contentant de renvoyer à la thèse d'agrégation de M. Fournier et au livre de M. Lecorché sur les maladies des reins, où l'on trouvera toutes les indications bibliographiques désirables.

II

Une des conditions indispensables de la vie dans organisme animal consiste en un perpétuel mouvement d'assimilation et de désassimilation. Chacun des actes organiques dont l'ensemble constitue la vie exige en effet, pour son accomplissement normal et régulier, la déperdition, ou mieux, la combustion d'une certaine quantité de matériaux organiques. — De là, deux ordres de faits nécessaires : une nouvelle assimilation par l'organisme de matériaux utilisables et par contre l'élimination des produits oxydés, devenus inutiles et même nuisibles. — Pour satisfaire à ces deux conditions dont l'ensemble peut se résumer dans le mot de nutrition, nous trouvons, dans l'organisme animal, un certain nombre de fonctions accomplies chacune par un appareil spécial, formé d'un emsemble d'organes concourant tous au même but. — C'est par l'appareil digestif que les matériaux brûlés sont remplacés par d'autres substances aptes à jouer le même rôle. Les aliments utilisables y sont absorbés, les autres rejetés au dehors. Mais que deviennent ces aliments, alors qu'assimilés à l'organisme ils auront à leur tour subi une transformation chimique qui les aura rendus impropres à servir plus longtemps à la vie animale. — Ici interviennent de nouvelles fonctions. — Ces produits inutiles sont de trois ordres : gazeux, liquides et solides. — Les premiers sont rejetés au dehors par l'appareil respiratoire, de même que ces matériaux gazeux avaient été absorbés en partie par la même voie. — Les autres, liquides ou solides, sont partiellement déversés dans le tube digestif par l'appareil biliaire, enfin un certain nombre s'éliminent par la peau. — Mais la principale et la plus importante de ces voies d'élimination est l'appareil urinaire. — C'est par là, en effet, que sont rejetés l'eau en excès, certains sels et la plus grande partie des produits de la combustion organique, produits dont le dernier terme d'oxydation, l'urée, est toujours accompagnée d'autres produits incomplètement brûlés, acide urique, créatine, créatinine, etc., etc.

On retrouve donc dans l'urine le déchet organique ou pour rappeler une ingénieuse comparaison, les cendres du foyer. — Ces quelques notions suffiraient, s'il en était besoin, pour montrer toute l'importance que présente l'accomplissement intégral et régulier de la fonction urinaire.

Dans l'organisme humain, toutes les parties de l'appareil urinaire ne jouent pas le même rôle. Un organe, le rein, est chargé d'enlever au sang les matériaux inutiles que recueillent les calices, les bassinets, les uretères et la vessie. Enfin, d'autres organes servent à la miction, dernier terme de la fonction urinaire.

Sans vouloir aborder ici l'examen détaillé de la physiologie du rein, je crois devoir en rappeler quelques points importants. Dans cet organe, la partie essentielle, c'est le tube urinifère, chacun de ces tubes vient se terminer dans la substance corticale par une sorte de renflement vésiculaire qui renferme dans son intérieur un glomérule de Malpighi.

Ce glomérule est formé par un lacis de fines ramifications provenant d'une branche de l'artère rénale (*vas afferens*). Ces artérioles réunies de nouveau sortent du glomérule pour former le *vas efferens*, d'un calibre plus petit que le précédent. Mais bientôt ce vaisseau se ramifie à son tour en véritables capillaires qui entourent les tubes urinipares d'un réseau à mailles polygonales dans la substance corticale, allongées entre les tubes droits de la substance médullaire. Cette disposition a pour résultat immédiat de ralentir le cours du sang dans les vaisseaux du glomérule, dès lors la tension y est augmentée; l'urée, les sels et les autres principes dissous dans l'eau transsudent au travers des parois des vaisseaux et viennent tomber dans les tubes urinifères. D'après certains physiologistes, le lacis capillaire qui entoure ces derniers aurait pour usage de reprendre au produit excrété une certaine quantité d'eau qui ferait ainsi retour à la circulation générale.

Quelques physiologistes, Recklinghausen, Zalesky, entre autres, n'admettent pas pour le rein ce rôle purement passif; tout en acceptant l'idée du *filtre rénal*, ils font en outre de cet organe une véritable glande dans laquelle s'élaboreraient quelques-uns des produits de l'urine. C'est ainsi que prendraient naissance, dans le rein, des quantités variables d'urée, d'acide urique, par voie d'oxydation plus complète de quelques substances, taurine, créatine, etc.

Quelque théorie que l'on admette pour la formation

de l'urine, un fait subsiste : c'est que toute altération du filtre rénal entravera la sortie nécessaire des produits de combustion. Ceux-ci, retenus dans le sang, s'y accumulent et leur présence se traduit par l'ensemble des symptômes dits urémiques.

Mais, comme nous l'avons vu plus haut, le rein n'est pas la seule voie d'élimination de ces produits, le poumon, la peau, l'appareil biliaire concourent aussi à en débarrasser l'organisme. Or, les expérimentations et la clinique démontrent ce que l'analogie aurait déjà pu faire prévoir. Alors qu'une voie d'élimination est fermée à l'urée et aux produits similaires, les autres émonctoires suppléent en partie celui qui vient de disparaître. Quand la sortie de l'urine est empêchée, on voit l'urée apparaître dans le tube digestif, y manifester sa présence par des troubles variés, diarrhée, vomissements. On la retrouve transformée en carbonate d'ammoniaque dans l'air expiré. On a signalé des cas où elle vient s'effleurir en paillettes blanches à la surface de la peau. L'acide urique se retrouve alors dans la bile, l'eau s'élimine indifféremment par toutes ces voies.

La muqueuse digestive et la peau d'abord, puis par ordre d'importance la muqueuse respiratoire et la bile, pour certains éléments, peuvent donc, jusqu'à un certain point, remplacer les reins, alors que ceux-ci sont devenus impropres à l'accomplissement de leurs fonctions. Rien de surprenant dès lors que dans l'ensemble de symptômes désignés sous le nom d'urémie, nous ayons à noter des troubles digestifs, expiratoires, etc.

Ces diverses considérations ont été bien mises en lumière par les remarquables expériences de MM. Claude Bernard et Barreswill. Après avoir pratiqué la néphrotomie chez des chiens, ils ont vu les sécrétions gastriques et intestinales perdre leur caractère d'intermittence, devenir continues, comme l'excrétion de l'urine, et augmenter en quantité. En outre, ils ont vu apparaître dans ces sécrétions un élément nouveau, l'ammoniaque, sous forme de carbonate. Or, on sait la corrélation intime que la chimie établit entre ces deux produits, l'urée et le carbonate d'ammoniaque. Enfin, cette évacuation ammoniacale persiste tant que l'animal continue à être en bonne santé relative. Quand elle cesse, l'animal devient lauguissant et meurt bientôt. On constate la présence de l'urée en excès dans le sang, alors que s'arrête la formation du carbonate d'ammoniaque. Il semble donc légitime d'admettre que dans ce cas l'urée transformée en carbonate d'ammoniaque était éliminée par le tube digestif et que les accidents que sa présence détermine ont pu être évités, tant que l'émonctoire supplémentaire a suffi à son excrétion.

Mais d'autres expérimentateurs ont repris ces expériences. De celles de Gallois il résulte, que pour tuer un lapin de 1500 à 2000 grammes, il faut lui donner 20 grammes d'urée, ce qui constitue une dose énorme. MM. Béhier et Liouville, dans une autre série de recherches, sont arrivés à prouver que pour déterminer la mort, il fallait accumuler dans le sang des animaux des quantités d'urée ou de carbonate d'ammoniaque proportionnellement beaucoup plus élevées que celles que l'on trouve dans le sang d'individus en proie à des accidents urémiques.

Il y avait donc là l'indication de chercher ailleurs que dans l'urée seule la cause des accidents que peut amener le défaut d'excrétion de l'urine. Chalvet, après Schérer, Hoppe et Oppler, avait été amené à reconnaître, comme cause de ces accidents, la rétention dans le sang de produits d'oxydation inférieure à celle de l'urée, tels que la leucine, la créatine et tout ce groupe encore informe et mal connu de substances désignées sous le nom commode mais vague de matières extractives. Je me propose de revenir ailleurs sur ce point, en étudiant les symptômes, à propos de l'abaissement remarquable de température observé dans l'urémie. Ce sera mieux le lieu d'exposer et de discuter avec le soin qu'elles méritent les ingénieuses idées de Chalvet.

Quoi qu'il en soit, des nombreuses théories qui ont été mises en avant pour expliquer la pathogénie des accidents urémiques, théories que je n'entreprendai pas de discuter ici, un fait n'en reste pas moins acquis d'une manière certaine : c'est que le défaut d'excrétion des matériaux urinaires donne naissance à un certain nombre de symptômes morbides dont l'ensemble a été désigné sous le nom d'*urémie*. Nous l'adopterons donc, tout en faisant nos réserves sur la signification trop absolue qu'au sens étymologique du mot, on pourrait prêter à ce terme.

J'aborderai maintenant l'étude des causes qui, dans le cas particulier de cette étude, peuvent amener la production de l'urémie. Dans le même chapitre j'exposerai le mécanisme leur production et les lésions qu'on observe alors dans les organes intéressés.

III.

Aran, dans ses leçons cliniques, insiste tout particulièrement sur deux ordres de faits qui, pour lui, constituent la caractéristique du cancer, beaucoup mieux que les divisions anatomiques. Le premier, c'est la tendance à la destruction, la formation d'ulcérations plus ou moins vastes, par perte de substance; le second, c'est la reproduction persistante du néoplasme après qu'on l'a enlevé ou détruit, et sa propagation rapide aux organes de voisinage. D'après lui, il y aura donc tumeur cancéreuse toutes les fois que se trouveront réunis ces deux caractères : reproductivité et destructivité.

C'est là, en effet, au point de vue clinique, la marque distinctive du cancer, mais les études d'anatomie, surtout d'anatomie microscopique ont porté la question sur un tout autre terrain. Sans vouloir examiner ici les opinions diverses qui ont été émises à ce sujet, je rappellerai qu'en ce qui regarde le cancer de l'utérus, on admet généralement aujourd'hui que la maladie débute presque toujours par le col de la matrice, et que, dans la plupart des cas, la tumeur appartient à l'espèce, dite cancer épithélial, à forme végétante, en chou-fleur, ou ulcérée.

Les rapports anatomiques entre le col de l'utérus et la vessie font prévoir combien doit être fréquente la propagation du cancer de la matrice, au bas fond de la vessie. Dans les nombreuses observations qu'a relevées Lebert, cette propagation avait lieu dans les quatre cinquièmes des cas, et Sœxinger, sur 62 cas de mort par carcinome utérin, observés dans la clinique de Seyfert à Prague, a noté chez 28 femmes, la dilatation des uretères et l'hydronéphrose. Tantôt on trouve une masse diffuse, épanchée en quelque sorte entre les tuniques de la vessie. D'autres fois, on voit une tumeur bourgeonnante, une espèce de champignon cancéreux, occupant le bas fond de l'organe. Si on se rappelle, la situation des uretères à la face postérieure de la vessie, leur trajet oblique, et, assez long entre les membranes de ce viscère, avant de s'ouvrir dans son intérieur, on comprendra que le développement d'une tumeur dans ses parois, puisse facilement amener l'oblitération des uretères. La plupart du temps, on trouve un petit noyau cancéreux qui resserre l'orifice vésical de l'uretère, ou même, en efface complètement le calibre. D'autres fois, ces canaux comprimés dans toute l'étendue de leur trajet entre les membranes de la vessie, sont devenus absolument imperméables à l'urine.

Mais ce n'est pas la seule manière dont puisse arriver l'obstruction des uretères. En même temps que se produit le travail destructeur du cancer, un travail inverse a lieu dans les organes voisins.

Leur tissu cellulaire prolifie, s'indure et bientôt l'utérus, le bas fond de la vessie, le rectum, et même les anses intestinales se trouvent englobés dans une masse dure, solide, épaisse. C'est même là, pour le dire en passant, un fait qui fournit un bon symptôme pour le diagnostic du cancer utérin, je veux parler de l'immobilité absolue de l'utérus, alors que dans le toucher vaginal on essaye de le soulever. On comprend aisément que des canaux mous comme le sont les uretères, ont leur calibre effacé, alors qu'ils se trouvent englobés ainsi dans une masse solide. Le siége de la compression des uretères peut donc se trouver; 1° au niveau de leur embouchure dans la vessie; 2° pendant leur trajet entre les parois; 3° enfin en dehors de la vessie, par formation des adhérences au voisinage du cancer.

Ce rétrécissement du calibre des uretères, ne se fait pas brusquement, il a lieu au contraire d'une manière lente, graduelle. Assez souvent, même la perméabilité n'est pas complètement abolie. Quelles sont les conséquences de cet état de choses ? L'urine excrétée par le rein arrive d'une manière continue dans l'uretère, et trouve sa sortie empêchée ou gênée par un obstacle. Le liquide s'accumule en arrière de celui-ci, les parois de l'uretère dépourvues de fibres musculaires ne réagissent pas et se laissent distendre. Le canal peut acquérir un volume considérable, et, dans la plupart des observations, on trouve son volume comparé à celui de l'intestin grêle. Jusqu'ici, il n'y a pas urémie, les matériaux brûlés, continuant à être séparés du sang, mais quand l'uretère est complètement rempli par le liquide, les conditions changent.

Le sang dans les vaisseaux du rein est soumis à une forte pression, agissant de l'intérieur à l'extérieur des vaisseaux, pression que rien ne vient contrebalancer; la sortie de l'urine a donc lieu en raison directe de cette pression. C'est ce qu'ont démontré les expériences de Max Hermann, qui liant l'artère rénale de façon à en diminuer le calibre, et par suite à diminuer la pression sanguine, a vu diminuer la quantité d'urée et de sels excrétés. Mais ce n'était là qu'une expérience incomplète, à laquelle on pouvait justement objecter qu'en diminuant l'afflux du sang, on diminait par cela-même la sortie des matériaux excrémentitiels. Modifiant les conditions de l'expérience Hermann établit une contre pression du coté de l'uretère, à l'aide d'une colonne de mercure, sans altérer la circulation rénale.

Il vit alors, qu'avec une colonne de faible hauteur (10 millimètres), la composition du liquide excrété était déjà modifiée, que l'urée diminuait de quantité, que cette diminution allait en augmentant à mesure que l'on élevait la contre-pression. Enfin, avec une colonne mercurielle haute de 60 millimètres, la sortie de l'urée et des autres produits était complètement empêchée.

Ces faits expérimentaux, sont-ils applicables à l'homme et particulièrement au cas qui nous occupe? Parfaitement, et c'est ce qu'a très-bien démontré M. Roberts (de Manchester) dans un travail publié dans *the Lancet*, vol. I, en 1868. Les observation de Roberts ont d'ailleurs été traduites dans le Mouvement Médical de 1871, et M. Charcot les a mentionnées et complétées dans ses cours de la Faculté.

A mesure donc, que le liquide s'accumule dans l'uretère, il établit du côté des glomérules et des tubes une contre-pression qui empêche la sortie de l'urée et des sels, de telle sorte que la composition du liquide contenu dans ce canal doit différer notablement de celle de l'urine. Ce fait n'avait pas échappé aux observateurs anciens, presque tous ont noté des caractères physiques différents de ceux de l'urine, couleur, densité, odeur, etc.

Enfin, ces analyses chimiques qui ont pu être faites ont pleinement confirmé cette manière de voir. C'est à ce titre que je reproduis l'observation suivante, publiée par M. Raymond, dans les *Bulletins de la Société Anatomique de* 1875. (3e série, Tome X, page 113).

Obs. I. — Urémie dans un cas de cancer de l'utérus; analyse du liquide retenu dans l'uretère.

Hugonnier (Françoise), âgée de 59 ans, entrée le 11 juin 1874 à la Salpêtrière, service de M. Charcot. Cancer de l'utérus ayant eu son évolution habituelle; dans les quatre derniers jours de la vie, la malade urine difficilement; diarrhée abondante, puis coma qui précède la mort de deux jours.

Autopsie. L'uretère, du côté droit, est comprimé par le cancer utérin; le rein, du même côté, très-atrophié dans sa substance propre, présente un développement considérable du bassinet. Les deux uretères sont gros comme l'intestin grêle; ils sont remplis d'un liquide clair, aqueux.

Ce liquide a été analysé par M. Regnart, interne des hôpitaux.

Quantité du liquide.	125 grammes.
Densité.	1,012
Couleur.	jaune citrin.
Dosage rapporté à 1,000 grammes.	
Eau.	977 grammes.
Urée.	3,85
Albumine.	7,60
Chlorures alcalins.	6,10
Phosphates, sulfates, etc.	5,45
Total.	1,000 grammes.

Comme on le voit, par l'analyse précédente, il y a des différences notables, entre le liquide des uretères distendus et l'urine normale, ce qui frappe surtout c'est la diminution de l'urée, et des chlorures alcalins.

Mais la présence de ce liquide, ne donne pas seulement lieu à ce phénomène mécanique, la pression avant de se produire sur les vaisseaux du rein, s'est tout d'abord exercée sur l'organe lui-même.

Elle y produit des lésions, toujours les mêmes, lésions que M. Lancereaux a décrites sous le nom de néphrite diffuse consécutive, rappelant par ce nom, la nature et l'origine des altérations. J'en donnerai une description rapide d'après ses recherches, et celles de M. Liouville.

Au début, le rein prend une coloration plus foncée, puis pâlit, pourtant la teinte est plus foncée au niveau de la substance corticale. Tout l'organe est le siége d'une induration uniforme, à marche progressive.

Plus tard, on peut observer les caractères macroscopiques suivants. Le parenchyme est diminué de volume, on le sépare facilement de la capsule qui reste libre, sans adhérences.

La surface du rein est lisse, égale, de couleur blanc jaunâtre. Quelquefois on y remarque par places de petites étoiles vasculaires violacées. A la coupe, les deux substances semblent se confondre. La surface de section est bien lisse, jaunâtre, brillante. La consistance est devenue ferme et résistante; rarement on trouve des kystes. Enfin, dans la plupart des cas, on trouve une altération inégale des deux reins.

Le microscope montre le néoplasme débutant par les pyramides (anses de Henle et tubes droits), on le voit s'étendre en languettes rectilignes vers la couche corticale. Le produit de nouvelle formation est constitué par des cellules embryonnaires rondes qui s'accumulent entre les canaux des pyramides et des tubes contournés. Puis ces cellules se transforment en véritable tissu conjonctif dont la formation amène le retrait et l'induration du rein.

Alors les épithéliums jusque là intacts subissent une modification granulo-graisseuse, due à leur compression.

Les glomérules étouffés diminuent de volume, les vaisseaux se rétrécissent et leur paroi s'épaissit. On peut résumer ce processus morbide en disant que la néphrite diffuse consécutive est caractérisée anatomiquement par la formation de jeunes cellules, sorte de tissu cicatriciel, qui bientôt subit une rétraction entraînant après elle une altération graisseuse des éléments épithéliaux.

Dans la néphrite diffuse non consécutive à l'oblitération des uretères, l'inégale répartition du processus inflammatoire amène la production à la surface du rein de granulations nombreuses qui manquent absolument ici. De plus c'est par les pyramides que débute la néphrite diffuse consécutive tandis que la primitive évolue de la substance corticale vers la médullaire. Mais c'est surtout par l'étude des symptômes et la recherche de la cause qu'on différenciera bien ces deux altérations du rein.

J'arrive maintenant à l'exposé des symptômes qui se montrent alors que l'urémie vient compliquer le cancer utérin, par suite du mécanisme exposé dans les pages précédentes.

IV.

Les symptômes du cancer du col de l'utérus sont en général très-nets et faciles à constater particulièrement à la deuxième période de la maladie. Au début le diagnostic est souvent plus difficile à porter et si l'on veut prendre pour exact le mot de Dupuytren qui disait reconnaître à leur passage dans la rue les femmes atteintes de cancer utérin, il faut faire cette réserve que ces femmes seront malades depuis un temps déjà long. A ce moment on trouve réunis tous les symptômes nécessaires pour bien caractériser la maladie, les hémorrhagies, les douleurs lancinantes, l'écoulement sanieux, fétide, la teinte jaune-paille, l'aspect cachectique. S'il restait encore des doutes le toucher vaginal et même, s'il en est besoin, l'examen au spéculum, suffiraient pour lever les doutes.

Je n'insisterai pas sur ces symptômes que l'on trouve amplement décrits dans tous les traités classiques, et j'arrive aux accidents qui peuvent brusquer la terminaison de la maladie. Parmi ces complications, cortége habituel du cancer utérin, il convient de rappeler la péritonite par propagation ou perforation, les hémorrhagies abondantes, les thromboses, la phlébite et enfin l'urémie. C'est à ce dernier ordre de faits seulement que je m'arrêterai.

Les symptômes dits urémiques sont variables et d'une grande mobilité ; aussi pour les besoins de l'étude et pour la précision des recherches, a-t-on établi des divisions assez nombreuses. Tout d'abord et comme pour un très-grand nombre d'autres affections on a été conduit à reconnaître une urémie à marche rapide, foudroyante même, l'urémie aiguë, puis en opposition avec cette forme une autre urémie plus lente, avec des rémissions, en quelque sorte chronique.

Parmi les formes aiguës ou chroniques de la maladie la variété des types a nécessité encore de nouvelles distinctions. C'est ainsi que, pour les cas où l'on voit prédominer les accidents convulsifs, on a créé le nom d'urémie à forme convulsive, tandis que le nom d'urémie à forme comateuse a servi à désigner l'intoxication urémique plus spécialement caractérisée par de la somnolence, du coma.

Enfin, alors que les malades présentent des accidents convulsifs, ces accidents ne présentent pas toujours le même type ; tantôt ils rappellent les convulsions de l'épilepsie ou de l'éclampsie, tantôt les convulsions toniques, les contractures du tétanos : de là les dénominations de forme éclamptique et forme tétanique.

D'un autre côté il est fréquent, c'est même le cas le plus commun, de trouver associées à des degrés divers ces différentes formes. On décrit alors l'urémie sous le nom d'urémie à forme mixte. D'autres fois les convulsions et le coma sont des phénomènes accessoires ou même n'existent pas, l'empoisonnement urémique se révèle par des troubles singuliers, assez rarement observés, c'est ce qui a conduit à admettre dans l'urémie des formes dyspnéique, délirante, articulaire (Jaccoud). C'est tout ce groupe que M. Fournier a réuni sous le nom de formes rares de l'urémie.

Comme on le voit, les symptômes sont nombreux

mais heureusement pour le clinicien, des caractères communs rattachent entre eux tous ces groupes et permettent de rapporter à une cause unique des accidents variables. D'ailleurs il est rare, au cours du cancer utérin, d'observer toutes ces formes d'urémie, on comprend aisément que l'on ne rencontre guère en pareil cas l'urémie aiguë, surtout l'urémie foudroyante. La cause occasionnelle de ces troubles n'intervient pas brusquement, c'est peu à peu que s'oblitèrent les uretères, plus lentement encore que les reins subissent leur désintegration granulo-graisseuse. C'est donc surtout l'urémie lente, l'urémie chronique que l'on observera après l'oblitération des uretères. Et même dans ce cas, où l'on peut retrouver modifiés seulement dans leur marche tous les accidents de l'urémie aiguë, on ne rencontrera pas indifféremment telle ou telle forme d'urémie.

Dans le plus grand nombre des cas, on se trouvera en présence de malades offrant tous les symptômes de la forme comateuse ou mieux une forme mixte, des convulsions associées au coma; mais ce dernier symptôme toujours plus marqué que les autres et frappant tout d'abord. C'est là d'ailleurs une remarque qui peut s'appliquer à tous les cas d'urémie consécutive à des altérations des voies urinaires. C'est au moins ce qui paraît résulter de l'examen des observations publiées sur ce sujet.

Je commencerai donc l'étude des symptômes par ceux de l'urémie lente, comateuse, puis j'exposerai les caractères principaux que présentent les autres variétés.

Toujours on observe ici des prodromes. Ils sont nombreux, variables, rarement réunis en grand nombre et d'une valeur diagnostique différente.

L'un des plus constants est une céphalalgie intense, pulsative, localisée au front ou à l'occiput. On a même voulu, mais sans raisons probantes, faire de la douleur occipitale un des signes prodromiques de l'urémie à forme convulsive; ce caractère n'a rien d'absolu et l'on observe indifféremment telle ou telle variété d'urémie après la céphalalgie occipitale. En raison de cette douleur violente, les malades ont de l'insomnie, de l'agitation nocturne, insomnie qui contraste vivement avec la somnolence profonde qui suivra.

Les traits des malades sont pendants; le regard vague, incertain. On observe une grande apathie intellectuelle aussi bien que physique, la mémoire est affaiblie, en même temps se montrent des troubles sensoriels variés. Il y a des bourdonnements d'oreille, quelquefois de la surdité. Souvent une perte subite de la vue est l'avant-coureur de l'urémie. L'amblyopie est intense, son début est brusque, elle présente des alternatives d'amélioration et d'aggravation. Jamais à moins d'albuminurie coexistante, on n'observe l'œdème ou l'hyperémie rétinienne signalés dans l'amblyopie albuminurique; on a évidemment affaire ici à un trouble, d'origine cérébrale. D'autres fois les troubles visuels consistent en de la diplopie, de la presbytie, des mouches volantes persistantes.

Assez souvent on observe des convulsions locales passagères. Roberts mentionne même, en leur donnant une importance peut-être exagérée, les soubresauts des membres inférieurs.

Mais des prodromes plus importants se voient du côté du tube digestif. Ce sont des vomissements alimentaires d'abord, puis séreux et bilieux. Vomissements considérés tantôt comme un symptôme d'intoxication urémique, tantôt comme un mode d'élimination supplémentaire des produits excrémentitiels. Très-souvent les malades sont atteints d'une diarrhée séreuse intense qui brusquement s'arrête, et alors apparaissent les accidents urémiques proprement dits. Il est naturel d'admettre pour le flux intestinal les mêmes idées qui ont été émises pour les vomissements. Souvent d'ailleurs, l'analyse chimique y a démontré la présence de l'urée ou du carbonate d'ammoniaque.

Obs. II (résumé). — Cancer de l'utérus propagé à la face inférieure de la vessie; urémie avec accidents gastriques (recueillie par M. Carpentier-Méricourt, interne provisoire, citée dans la thèse de M. Chaumont)

Schuler (Marguerite), 58 ans, entre à l'Hôtel-Dieu le 14 janvier 1874, service de M. Dujardin-Beaumetz

Antécédents : Bonne santé habituelle; une pneumonie antérieure; n'a jamais eu d'enfants; a cessé d'être réglée depuis six ans; rien du côté du bassin, lorsque il y a deux ans, après un violent chagrin, elle fut prise d'une hémorrhagie abondante qui cessa au bout de quelques jours. Depuis lors, leucorrhée abondante; assez fréquemment pertes sanguines.

Depuis peu de temps un écoulement sanguinolent, roussâtre, fétide, et continu; douleurs abdominales et lombaires.

Etat à l'entrée à l'hôpital : La malade n'est pas émaciée; l'aspect n'est pas cachectique; les téguments sont un peu pâles; les nausées sont fréquentes; les vomissements rares, bilieux et alimentaires; constipation; la malade urine bien et beaucoup; soif vive.

Le palper abdominal provoque des douleurs s'irradiant au-dessus des pubis; dans les fosses iliaques, les lombes, là pression est douloureuse

Le toucher vaginal fait sentir une masse granulée, fongueuse, saignante. On ne peut reconnaître la limite entre les parois du vagin et le col de la matrice. Une masse cancéreuse, donnant un ichor fétide, occupe toute la région; pas de propagation au rectum.

Quelques jours après son entrée, la malade urine beaucoup moins; les nausées sont plus fréquentes; les vomissements surviennent, sans caractère spécial, aussi bien avant qu'après l'ingestion des aliments. On ne trouve aucune tumeur à l'épigastre ni à la région du foie; la malade ne prend plus que du lait, de l'eau de Seltz et de la glaee.

Injections de morphine; on les abandonne à cause de phénomènes d'intolérance; la température axillaire, le 21 février, est de 36°; le soir, à la visite, la malade était morte; elle s'est éteinte, pour ainsi dire, par surprise, après avoir causé avec ses voisines, ayant conservé sa connaissance jusqu'au bout, sans coma ni convulsions.

Dans la journée, les vomissements avaient cessé; hoquet persistan et douloureux.

Autopsie. Poumon, rien.

Cœur gros, hypertrophie des parois du ventricule gauche, athérome aortique.

Estomac, pas d'altérations.

Reins. Le droit, plus volumineux, est chargé de graisse, capsule épaisse, adhérente.

M. Liouville, après examen microscopique, y a constaté : de la néphrite, une sclérose intéressant également les deux substances, avec atrophie d'un certain nombre de glomérules de Malpighi.

Uretères dilatés, du volume d'un intestin grêle d'enfant; l'uretère et le bassinet gauches sont plus dilatés. Au point où les uretères contournent l'utérus, ils sont englobés dans une masse solide. En pressant fortement de haut en bas sur l'uretère, on fait sourdre dans la vessie quelques gouttes de liquide, entraînant des parcelles cancéreuses.

Ce liquide, examiné, contient un peu d'ammoniaque, mais l'examen en a été fait trois jours après la mort.

Une plaque cancéreuse dure occupe le fond de la vessie. Sur cette plaque, deux saillies en forme de virgules, dont la base regarderait les uretères, compriment l'orifice de ces canaux, et dont le sommet, se reliant à celui du côté opposé, forme une sorte de rigole conduisant à l'orifice vésical de l'urèthre.

Utérus envahi par le cancer, sauf dans le tiers supérieur qui est mou et contient un liquide sanieux. Sur une coupe, on trouve l'utérus et le vagin confondus dans une masse cancéreuse granulée.

Les parois du rectum sont indemnes.

Cette observation offre un exemple de ces vomissements abondants au début de l'urémie. On y remarque la coïncidence entre la suppression des urines et l'exagération des symptômes gastro-intestinaux. Enfin la mort, survenue avec un abaissement notable de la température, a été précédée de la suppression absolue des vomissements.

Après quelques jours de durée certains de ces symptômes s'accentuent, la nonchalance intellectuelle augmente, le malade est somnolent ou même plongé dans un coma profond. La face est pâle, immobile, les pupilles sont normales, quelquefois dilatées, toujours lentes à se contracter sous l'action de la lumière. L'insensibilité et la résolution musculaires sont générales, le malade couché sur le dos respire bruyamment, la respiration est stertoreuse, comparable à celle d'individus atteints d'hémorrhagie cérébrale. Piberet a avancé que dans ces cas, le nombre des inspirations était diminué, qu'il pouvait tomber à 14-17 inspirations par minute. M. Bourneville conteste le fait et croit que la respiration reste normale ou même augmente en certains cas. Il n'y a pas de dyspnée, sauf complications thoraciques. L'haleine expirée présenterait, dans certains cas, une assez forte odeur ammoniacale. On pourrait y déceler la présence de l'ammoniaque, en approchant de la bouche du malade une baguette de verre trempée dans l'acide chlorhydrique, on verrait alors se former d'abondantes vapeurs blanches de chlorhydrate d'ammoniaque. Toutefois ce phénomène est loin d'être constant.

L'examen des urines fournit aussi des renseignements précieux. En général, leur quantité est considérablement diminuée, les malades n'urinent souvent que 100 ou 120 gammes de liquide en vingt-quatre heures. Mais il convient de ne pas s'occuper uniquement de la quantité d'urine rendue. Assez souvent des malades urinent une notable quantité de liquide, alors même que se montrent les accidents d'urémie, car il peut arriver que le liquide excrété ne contienne qu'une faible proportion d'urée et de matières extractives, c'est là ce dont il importe de s'assurer. Pour y arriver, deux moyens sont employés : l'un, précis, mais d'un usage difficile en clinique, est l'analyse de l'urine et le dosage des matériaux qu'elle contient ; l'autre, rapide et commode, donne des résultats suffisamment exacts. C'est l'examen de la densité de l'urine. On peut dire d'une manière générale que toute urine dont la densité sera inférieure à 1020, représente une urine incomplète et que la dépuration rénale est entravée.

Un autre signe d'une importance capitale, bien mis en lumière par les beaux travaux de MM. Charcot et Bourneville, est l'abaissement de la température. C'est ce que M. Bourneville résume dans les deux propositions suivantes :

1° L'urémie, quelle que soit sa forme, donne lieu à un abaissement progressif et considérable de la température centrale ;

2° Cet abaissement s'accroît de plus en plus, à mesure que la maladie approche d'une terminaison fatale.

Il est intéressant de rapprocher ce fait d'observation clinique de la théorie émise par Chalvet, pour expliquer certaines formes d'urémie. Pour lui, les accidents sont dus, non à l'urée, corps d'une innocuité prouvée à moins d'accumulation considérable, mais aux matières extractives, aux produits d'oxydation inférieure à celle de l'urée. Dès lors, ralentissement des combustions organiques, formation de leucine, de créatine, etc., au lieu d'urée et abaissement nécessaire de la température, sont des phénomènes connexes et dont les premiers entraînent forcément les autres. On peut aussi, dans cet ordre d'idées, rappeler les intéressantes remarques de M. Charcot, sur les cas d'anurie et d'ischurie hystériques. Dans ce cas, les malades bien que n'urinant pas, ou fort peu, n'ont pas toujours présenté d'accidents urémiques, peut-être faut-il en voir la cause, avec M. Charcot, dans la lenteur des combustions organiques chez les hystériques.

. On comprend, sans qu'il soit nécessaire d'insister, de quelle importance est ce fait d'un abaissement de température dans l'urémie, abaissement constant, bien que l'affirmation contraire ait été produite par certains auteurs, notamment Rosenstein (*Mal. des reins*, p. 197).

Presque toujours, à cette période, les vomissements existent, ils sont abondants, aqueux, contenant de l'urée ou du carbonate d'ammoniaque dans certains cas. C'est une voie d'élimination qui vient remplacer le rein, aussi n'est-il pas rare d'observer une rémission marquée des symptômes après des vomissements copieux ou une diarrhée abondante.

Ces rémissions s'observent souvent au cours de l'urémie lente, elles prolongent quelque temps la vie de la malade, rarement au delà de quatre à six septénaires. Comme très-probablement ces rémissions sont dues à l'élimination des matières nocives par le tube digestif, il importe donc de respecter les sécrétions exagérées qui s'y font et même au besoin de les provoquer par une médication appropriée.

L'observation suivante est un exemple d'urémie lente à forme comateuse.

Obs. III. — Cancer de l'utérus; oblitération de l'uretère gauche; altération du rein gauche; vomissements; coma urémique; mort.

Lab... (Rose), âgée de 24 ans, blanchisseuse, entre à l'hôpital de la Charité, salle Sainte-Madeleine, le 31 octobre 1874.

Le père de la malade vit encore, sa mère est morte phthisique, elle ne peut fournir d'autres renseignements sur ses parents. Réglée à 13 ans, difficilement. A partir de cet âge, pertes blanches continuelles.

La malade est sujette à des accidents épileptiformes ; les accès se répètent assez fréquemment, ce sont surtout des vertiges, néanmoins il y a eu deux grandes attaques. La malade est devenue enceinte à 17 ans, elle a été accouchée à 8 mois, à l'aide du forceps, d'un enfant mort. Elle se remit bien de sa couche, pourtant sa santé commença à devenir mauvaise à partir de ce moment.

Il y a environ un an, à la suite d'une querelle violente avec son mari; elle reçut un coup de pied sur le ventre; quinze jours après elle rendit par le vagin, un caillot de sang noirâtre, gros comme un œuf de poule. A dater de ce jour, l'hémorrhagie utérine ne s'arrêta plus, et la malade ressentit de violentes douleurs dans la matrice et le bas-ventre, douleur s'irradiant dans la région lombaire et la région sacrée.

La miction devint difficile, douloureuse ; souvent l'urine était teintée de sang ; un sentiment de pesanteur à l'anus, surtout dans la station debout, rendait la marche très-pénible. Enfin l'amaigrissement augmenta rapidement. A son entrée à l'hôpital, la malade est dans un état de maigreur très-prononcée, la peau est jaunâtre, les chairs sont molles, flasques; aucune éruption cutanée.

Les jambes sont un peu œdématiées, légère hydarthrose des deux articulations du genou. Les membres inférieurs sont très-faibles, la malade peut à peine faire quelques pas. La peau des cuisses est le siége d'une vive hyperesthésie, la sensibilité à la température est aussi augmentée; au palper, on sent à la face interne des cuisses un cordon dur et douloureux qui est probablement dû à l'inflammation d'une des branches du nerf crural; les douleurs qui partent de la région sacrée suivent ce cordon et ne dépassent pas le genou.

Le ventre est tendu, les muscles abdominaux sont contracturés. Il est impossible, surtout à cause de la douleur provoquée, de pratiquer convenablement le palper abdominal.

Le rachis présente une déviation datant de quatre ou cinq mois. La colonne dorsale forme une concavité, regardant à droite, le sommet de cette courbure correspond aux dernières vertèbres dorsales. Il y a une saillie très-prononcée, formée par l'apophyse épineuse de la première lombaire. Toute cette région est très-douloureuse. La douleur, très-violente, amène une insomnie presque complète, avec des exacerbations qui peuvent à peine calmer de fortes doses de morphine.

La perte d'appétit est complète, presque tous les aliments sont rejetés peu de temps après leur ingestion. La constipation, qui durait depuis plusieurs mois, a fait place à une diarrhée abondante.

Les bruits du cœur sont normaux et réguliers, quoique fréquents.

A l'examen de la poitrine, on trouve la sonorité un peu diminuée à la base du poumon gauche. Il y a, au même niveau, des râles fins, disséminés et un peu de bronchophonie. Aux deux sommets, submatité, expiration rude et prolongée; le timbre de la voix n'est pas modifié, il n'y a de dyspnée qu'au moment des accès très-douloureux; pas de crachats.

Le toucher vaginal fait reconnaître à la place de l'utérus une masse énorme, ulcérée, en forme de champignon, descendant presque jusqu'à l'entrée du vagin. Cette masse saigne au moindre contact, il s'en écoule une sanie purulente extrêmement fétide. Toute la masse cancéreuse est immobile ; le toucher, pratiqué par le rectum, confirme ces renseignements, il y a adhérence complète de cette partie de l'intestin avec l'utérus.

Du côté de l'appareil urinaire, on trouve une grande gêne de la miction; cette fonction s'accompagne de douleurs violentes, et les quelques gouttes d'urine qui s'écoulent, sont colorées par du sang.

La température, qui avait été normale dans les premiers temps du séjour de la malade, commença à baisser vers le 20 décembre; elle oscille entre 36°2 et 36°8 jusque vers le 15 janvier ; le pouls est petit, fréquent, 100, 124 pulsations; il y a des frissons répétés, la malade vomit abondamment ; la diarrhée continue.

Vers le milieu de décembre, l'urine, analysée, donne les résultats suivants :

Quantité,	400 grammes.
Coloration,	jaune, trouble.
Réaction,	faiblement acide.
Densité,	1,010.
Albumine,	point.
Urée,	14 gr. par litre, 5 gr. 60 en vingt-quatre heures.
Urochrome,	rouge brun (avec acide sulfurique).
Uroxanthine,	traces.

Une nouvelle analyse, faite le 26 janvier, donne une diminution dans la quantité de l'urée, 4 gr. 8 en vingt-quatre heures, bien que la masse totale d'urine rendue soit un peu plus considérable, 600 grammes en vingt-quatre heures, au lieu de 400 grammes ; l'urine contient une forte proportion de globules blancs et rouges.

Le 30 janvier, sur 550 grammes d'urine rendue en vingt-quatre heures, il n'y a plus que 9 gr. 5 d'urée; la densité de l'urine a baissé, elle est de 1,005. A ce moment, les vomissements ont cessé; la diarrhée continue, la malade est oppressée, elle est somnolente, il n'y a pas de convulsions ni de délire.

Dans le courant de février, la malade urine continuellement sous elle, il est impossible de recueillir l'urine, pourtant la malade en perd peu. L'analyse d'une certaine quantité de ce liquide donne 6 grammes d'urée par litre.

18 février. Le membre supérieur droit est complètement insensible. La malade accuse des fourmillements dans les doigts, quelques douleurs fulgurantes dans les membres.

Le 25. Au matin, la malade est très-abattue, elle répond difficilement aux questions qui lui sont adressées, la respiration est courte, saccadée, fréquente (28 respirations).

A l'auscultation, on trouve quelques râles crépitants à la base des deux poumons.

Le 27. Le coma devient plus marqué, on ne peut en tirer la malade. Pouls filiforme, 130 ; température axillaire, 36°1.

La mort arrive dans la nuit.

Autopsie. Cavité thoracique; le cœur et le péricarde ne présentent rien à noter; la plèvre est saine ; pneumonie hypostatique à la base des deux poumons.

Cavité abdominale : Foie gros, de couleur jaune ; rate volumineuse. Pas de péritonite.

La partie supérieure du corps de l'utérus est saine, au voisinage de la partie bourgeonnante de l'ulcération, le tissu est blanc, dense, épais, de consistance fibreuse ; on ne trouve presque pas de suc à la pression.

Le col de l'utérus est complètement détruit, à sa place on ne trouve plus qu'une masse fongueuse, déchiquetée, irrégulière, de couleur grise.

Cette masse a gagné le bas-fond de la vessie, et une sorte de bourrelet obstrue complètement l'orifice vésical de l'uretère gauche qui est fortement distendu par un liquide limpide, séreux, sans odeur, dont l'analyse n'a pu être faite.

Le rein gauche est poli, jaunâtre, très-aminci, d'aspect gras, les deux substances corticale et médullaire sont peu distinctes. La capsule s'enlève bien, pas d'adhérences.

Le rein droit est sain quoique pâle, l'uretère correspondant est libre.

La partie supérieure du vagin, envahie par le néoplasme est épaissie, ulcérée, la portion inférieure est saine, de couleur feuille-morte.

Les ganglions lymphatiques pelviens ne sont pas volumineux. Il y a un épaississement et une induration considérables du tissu cellulaire environnant l'utérus, et sur le pourtour du bassin, surtout à gauche.

Cette observation peut donner lieu à plusieurs remarques. On est d'abord frappé de la durée des accidents urémiques chez cette malade, ils se sont montrés vers la moitié du mois de décembre, pour n'amener la mort qu'à la fin du mois de février suivant. En outre, ces accidents ont été peu marqués et le coma survenu lentement, n'a été profond que dans les derniers jours de la vie. On peut probablement expliquer ces particularités en remarquant qu'au cours de sa maladie, cette malade a présenté d'une façon non interrompue des vomissements et de la diarrhée. De plus, les reins et l'uretère du côté droit, peu ou point altérés, ont pu suppléer les mêmes organes du côté gauche et retarder le terme fatal.

L'observation suivante est empruntée à MM. Behier et Liouville. Il s'agit encore d'un fait d'urémie lente et comateuse.

Obs. IV (résumé). Cancer de l'utérus; cachexie profonde; troubles urinaires; phénomènes urémiques; refroidissement progressif; coma; mort; compression et altération des uretères distendus; hydronéphrose; néphrite; atrophie rénale.

L... (Marie), 55 ans, réglée pour la première fois à 12 ans, règles régulières et abondantes; ménopause à 51 ans. En 1870, première perte de sang; développement d'un cancer de l'utérus.

A son entrée à l'Hôtel-Dieu (1er janvier 1872), on note : anémie profonde; cachexie cancéreuse, diarrhée rebelle; cancer utérin.

« Le 2 janvier, la malade accusait une sensation interne et pénible de refroidissement général, et la température axillaire était remarquablement basse, 36°8. »

On remarque ensuite des « troubles de l'urination qui était irrégulière et peu abondante, et aussi quelques désordres momentanés de l'intelligence, de l'agitation et de la dyspnée. »

« La malade est morte dans la nuit du 12 au 13 janvier. Elle s'est éteinte lentement dans un état comateux profond, qui avait été remarqué dès l'après-midi. Pendant de longues heures, sa respiration a été bruyante et sifflante. La malade paraissait ne plus voir ni entendre. La fonction urinaire était suspendue. On a observé un refroidissement progressif du corps, très-accusé, augmentant de plus en plus, à mesure que l'agonie se prononçait.

« Pour nous, elle paraît avoir succombé avec les principaux signes du coma urémique. »

Autopsie. Du côté des organes génito-urinaires, voici les lésions observées :

Vessie très-distendue, contenant environ un litre d'un liquide puriforme, verdâtre, déposant par le repos.

Uretères fortement dilatés, du volume de l'intestin grêle. Le liquide qui les distend est clair, transparent, laissant déposer un résidu blanchâtre. Ce liquide contient de l'albumine. M. Hœpfner, après analyse y a constaté la présence de l'urée. La muqueuse des uretères est altérée, à leur surface on voit de véritables colonnes et des anfractuosités.

« Les uretères, à leur issue de la vessie, étaient comprimés par une sorte de manchon cancéreux, qui avait amené une oblitération presque absolue, assez complète pour ne laisser passer qu'avec peine un crin de cheval. »

Reins. Ces organes sont durs, ils ont l'aspect lardacé. Examinés au microscope, ils ont fourni à M. Liouville les renseignements suivants : « On reconnaît une désintégration granulo-graisseuse, portée quelque fois très-loin, et qui est due à l'étouffement des éléments comprimés. »

Quand l'urémie n'offre pas le type comateux, le plus communément, elle s'annonce par des convulsions qui rappellent exactement celles que l'on peut observer chez les épileptiques, ou chez les femmes atteintes d'éclampsie.

Les malades perdent brusquement connaissance, ils sont en proie à des convulsions toniques d'abord, puis cloniques. L'attaque convulsive terminée, les malades tombent dans une somnolence profonde, un véritable coma auquel ne manque même pas la respiration stertoreuse. Pourtant un certain nombre de signes permettent de différencier les deux affections, l'absnce de cri initial, pas d'écume à la bouche, dans l'accès urémique, tandis que ces signes ne font presque jamais défaut dans le grand mal épileptique.

D'autres fois, sous une forme plus insidieuse, l'attaque d'urémie reproduit les caractères du petit mal. On observe alors des convulsions localisées, moins rares qu'on ne l'a pensé autrefois. C'est ainsi que M. Sée a décrit des convulsions de certains muscles de l'avant bras, M. Lasègue des convulsions de la face, et M. Roberts du tremblement des tendons.

Une autre variété de convulsions urémiques a été décrite sous le nom d'urémie à forme tétanique. Elle reproduit les caractères de la convulsion tétanique, contracture permanente de certains groupes musculaires. Pour n'en citer que quelques exemples, il suffit de rappeler les contractures des fléchisseurs de l'avant-bras (Jaccoud), des muscles cervico-dorsaux; les malades présentent alors l'aspect de véritables tétaniques, c'est l'opisthotonos, et l'erreur se commettrait facilement, si la température abaissée lors de la convulsion urémique, élevée au contraire dans le tétanos ne venait fournir un précieux élément de diagnostic.

Je mentionnerai seulement pour mémoire, la forme dyspnéique de l'urémie, forme bien décrite par Bright, qui l'observa le premier. Jusqu'ici, cette forme de l'intoxication semble appartenir en propre à la néphrite parenchymateuse, tout au moins on ne l'a observée qu'au cours de cette maladie.

Quelquefois l'urémie affecte la forme délirante, soit compliquée de somnolence, de coma. Les malades présentent un délire tranquille, doux, continuel, dont Frerichs a parfaitement résumé les caractères en le dénommant *délire monotone*. Souvent dans la forme comateuse, alors qu'approche la terminaison fatale, les malades sont pris de délire. Ce délire affecte la même marche et les mêmes caractères que celui qui apparaît isolément, c'est encore du délire menotone. M. le professeur Lasègue et, depuis, quelques autres observateurs ont aussi décrit une variété de délire rappelant tout à fait la manie aiguë; ce serait donc, là encore, une subdivision nouvelle à établir. Toutefois il est bon de se souvenir que ces troubles intellectuels sont rares en tant que phénomènes isolés; dans la plupart des cas ils viennent seulement à titre de complication s'ajouter au coma ou aux convulsions.

Enfin, M. Jaccoud, dans ses cliniques de l'hôpital Lariboisière, mentionne une autre variété d'urémie qui se traduirait par des manifestations articulaires tout à fait comparables à celles que détermine le rhumatisme articulaire aigu ; mais jusqu'ici, c'est là un fait isolé, et peut-être, avant de faire un groupe spécial, convient-il d'attendre que de nouvelles observations soient venues corroborer les idées de M. Jaccoud.

On voit par les nombreuses variétés admises, combien sont mobiles et variés les symptômes de l'intoxication urémique, aussi a-t-on cherché par diverses hypothèses à expliquer, tout en les rattachant à une même cause, des phénomènes aussi complexes.

Certains ont admis une urémie gastrique, intestinale, respiratoire, cérébrale, le poison suivant le cas agissant de préférence sur tel ou tel groupe d'organes. Il est malaisé de comprendre comment la même cause agissant toujours, il se produit des phénomènes aussi différents que la diarrhée, le délire ou la dyspnée. Pourquoi l'urée ou toute autre matière toxique, se porterait-elle tantôt sur un appareil, tantôt sur autre, on n'en voit pas la raison.

Aussi, en présence d'objections faciles à produire, a-t-on dû chercher une autre interprétation des faits. Une hypothèse plus rationnelle a été mise en avant par M. Hirtz (de Strasbourg). Ce médecin considère l'urémie comme due à la présence d'une matière toxique (pour lui, c'est l'urée), agissant exclusivement sur les centres nerveux et déterminant des accidents divers, suivant que le poison influencera plus particulièrement une région ou une autre de l'axe cérébro-spinal. Ainsi, l'irritation portant sur la surface des hémisphères déterminerait des troubles intellectuels, du délire. Si, au contraire le partie excitée est la moelle cervicale ou la moelle allongée, dans le premier cas, on observera les convulsions tétaniformes, tandis que, dans le second, on retrouverait les caractères de l'accès épileptique. Quant aux convulsions partielles, elles tiendraient à l'excitation de l'origine des nerfs qui animent les parties convulsées.

Alors que l'on observe la dyspnée si intense, en même temps qu'on ne trouve aucune lésion matérielle du poumon, on peut admettre que la vraie cause en est dans l'irritation de l'origine des pneumogastriques, tandis que la voix rauque et sifflante serait liée à l'altération des nerfs laryngés, qui amènerait la paralysie des muscles du larynx ou leur contraction, comme cela se voit dans les anévrysmes de l'aorte, alors que la tumeur comprime les nerfs récurrents.

Le coma, aboutissant invariable de toutes les formes, se produit en vertu de cette loi générale des phénomènes d'innervation : toute excitation un peu forte est suivie d'une période d'épuisement. Si le coma s'établit d'emblée, c'est que l'excitation a été assez énergique pour que la première partie des phénomènes ait passé inaperçue, permettant seulement de constater les signes propres à la période dépuisement.

On peut par ces quelques exemples se faire une idée de la théorie de M. Hirtz. Cette hypothèse, toute discutable qu'elle soit, n'en présente pas moins de grands avantages sur la précédente ; elle simplifie l'étude des faits et se prête mieux à leur interprétation rationnelle. Aussi croyons-nous qu'il convient de l'adopter de préférence à l'autre.

V

J'arrive maintenant au diagnostic des accidents urémiques. C'est surtout ici qu'il convient d'établir des divisions suivant la prédominance de tel ou tel symptôme. On peut se trouver en présence de cas où le phénomène le plus marquant sera le coma, d'autres fois on sera surtout frappé par les convulsions, enfin ailleurs les vomissements, la diarrhée, le refroidissement occuperont toute la scène. Il importe donc de pouvoir bien distinguer l'urémie des affections avec lesquelles un examen rapide pourrait la faire confondre.

Une forme d'urémie fréquente dans la maladie de Bright, mais assez rare dans l'urémie consécutive au cancer de l'utérus, l'urémie éclamptique rappelle dans sa marche et dans ses symptômes l'attaque épileptiforme franche. On retrouve alors chez les malades presque tous les symptômes du mal comitial et l'erreur de diagnostic serait facile à commettre si un examen plus minutieux et plus attentif ne venait montrer des différences importantes. Tout d'abord dans la forme éclamptique de l'urémie, les malades ne poussent pas le cri initial de l'épilepsie, ce cri effroyable et si caractéristique qu'il a été noté soigneusement par tous les auteurs qui ont décrit le mal comitial. La pâleur de la face au début de l'accès, suivie de rougeur plus ou moins intense, a été signalée dans l'accès urémique. Niée par certains auteurs, elle paraît, en tout cas, moins nette et moins prononcée que dans l'épilepsie.

On a écrit aussi que dans l'urémie on ne retrouvait pas la prédominance unilatérale des convulsions : enfin, signe plus important, que le pouce n'était jamais en pronation forcée dans la paume de la main. Dans l'attaque épileptique vraie, la sensibilité réflexe des muqueuses persiste, cette sensibilité au contraire disparaît chez les urémiques. C'est ainsi qu'une tête d'épingle promenée sur la conjonctive oculaire ne détermine plus de clignements d'yeux ou qu'on peut sans provoquer les réflexes chatouiller la muqueuse des fosses nasales.

Le coma qui suit l'attaque serait aussi moins profond et moins long dans l'attaque d'urémie, il pourrait même faire complètement défaut. L'attaque urémique serait alors exclusivement constituée par des convulsions cloniques, mais ces faits sont rares. On a dit encore que les morsures de la langue, l'écume sanguinolente de la bouche, signes ordinaires du grand mal épileptique, manqueraient dans l'urémie convulsive. Pourtant il n'en est pas toujours ainsi. On en trouve un exemple dans une observation de Kien, publiée dans la *Gazette médicale de Strasbourg*, n° 1, p. 12.

On a voulu aussi faire du petit nombre des attaques, un caractère distinctif de l'urémie, on a dit qu'il n'y en avait qu'une ou deux dans les 24 heures. Mais des observations nombreuses sont venues contredire cette affirmation. M. le professeur Lasègue a cité des cas avec accès épileptiforme subintrants. M. Charcot dans des cas d'urémie puerpérale, a pu noter jusqu'à 70 accès en

24 heures. Dans le travail de M. Bourneville, on trouve une observation de M. Cornillon, qui prouve la possibilité d'un grand nombre d'attaques ; enfin, M. Béhier dit avoir eu souvent l'occasion de vérifier le même fait chez des enfants atteints de néphrite scarlatineuse.

Il ne faut donc pas compter sur la valeur diagnostique de ce fait, mais, comme on peut le voir, il reste encore assez de symptômes pour établir un diagnostic différentiel exact entre l'épilepsie et la forme éclamptique de l'urémie.

La deuxième forme de l'urémie, celle que l'on a désignée sous le nom de forme comateuse, est beaucoup plus fréquente dans les cas de cancer utérin que la forme épileptique. Elle se montre le plus souvent d'une façon lente, avec des intervalles de lucidité ; généralement, alors, elle est accompagnée de diarrhée intense, de vomissements qui en font une forme spéciale. Mais d'autres fois le coma, qui est le signe caractéristique de cette variété, survient d'emblée, il se montre brusquement et les malades tombent foudroyés comme par une véritable attaque d'apoplexie cérébrale.

Tel est le cas relaté dans l'observation suivante due à Aran :

Obs. V.

A dix heures du soir, une vieille femme amaigrie, cachectique, passait devant l'hôpital Saint-Antoine, quand, subitement, elle tombe sans mouvement sur le trottoir. On la transporte aussitôt dans le service de M. Aran. Tous ses membres sont dans une résolution complète ; les traits de la face, qui est d'une pâleur extrême, ne sont pas déviés, et l'on ne constate de paralysie ni d'un côté, ni de l'autre du corps ; les pupilles sont également dilatées et insensibles à l'action de la lumière. Il est impossible d'obtenir aucune réponse. Sa respiration est bruyante, stertoreuse ; le pouls, très-lent, bat environ cinquante fois par minute. Quelques heures après, la malade succombe.

Le lendemain, à l'amphithéâtre, on pratique le toucher vaginal, qui fait d'abord reconnaître un cancer énorme de l'utérus, remplissant toute la calvité pelvienne.

A l'ouverture de l'abdomen, on trouve les deux uretères comprimés à leur entrée dans la vessie par la tumeur utérine, et considérablement distendus au delà du point où siégeait la compression. Ils ont, l'un et l'autre, le volume d'une anse d'intestin grêle, et les deux reins complètement détruits sont convertis en une espèce de coque fibreuse.

C'est à propos de cas semblables qu'Aran écrivait les réflexions suivantes :

« En présence de ces symptômes, vous m'avez vu porter le diagnostic : Compression des uretères par le cancer, d'où obstacle au cours de l'urine, dilatation des uretères, hydronéphrose consécutive ; suppression de la sécrétion urinaire et accidents urémiques. »

En effet, si les apparences peuvent, au premier abord, dans ces cas d'urémie foudroyante, faire croire à une hémorrahgie cérébrale, une observation plus attentive montre des différences capitales. Dans l'urémie, point de paralysie faciale, point d'hémiplégie, la résolution musculaire est générale, complète. Aucun trouble de motilité du côté des yeux, pas de déviation, si les pupilles sont dilatées, elles le sont tout autant à droite qu'à gauche.

Le coma s'accompagne de ronflement stertoreux comme dans l'apoplexie cérébrale, mais Addison a justement remarqué que, dans cette dernière affection, c'est du nez et surtout de la gorge que ronflent les malades, alors que dans le coma urémique, c'est de la bouche. Il semblerait dans ce cas, que la colonne d'air vient frapper le voile du palais paralysé, et vibre alors de manière à produire le ronflement plus sourd et moins rude que celui qu'accompagne l'hémorrhagie cérébrale.

Enfin, nous retrouvons encore ici le signe pathognomonique signalé par M. Bourneville, l'abaissement de la température. Si dans l'hémorrhagie cérébrale on l'observe bien au début, on ne tarde pas à voir remonter le thermomètre, tandis que dans le coma de l'urémie, la température, toujours au dessous de 37°, va baissant jusqu'à la mort.

Lorsque les accidents urémiques se manifestent par des désordres cérébraux, non plus isolés mais accompagnés ou même dominés par des troubles gastriques et intestinaux, ils ont pu être confondus avec certains empoisonnements.

On connaît cette observation de John Moore, si souvent reproduite, dans laquelle est racontée l'histoire d'un ouvrier qui mourut brusquement après l'ingestion d'une préparation de rhubarbe. Tout d'abord on crut à un empoisonnement par l'opium, et l'autopsie seule, ordonnée par la justice, vint révéler les causes de la mort en montrant les reins atrophiés, dégénérés, les urines albumineuses et une quantité notable d'urée dans le cerveau. On comprend toute l'importance médico-légale de pareils faits; mais ici l'erreur était possible. Certains auteurs, Richardson entre autres (Dublin Hospital Gazette 1855), ont signalé des cas d'empoisonnement par la belladone confondus avec l'intoxication urémique. On comprend moins que pareille erreur ait pu être commise, surtout par des médecins éminents ; pourtant Rosenstein dans son Traité des maladies des reins revient sur ces faits et conclut à la possibilité d'une erreur de diagnostic.

Nous avons eu l'occasion d'observer, à l'hôpital de la Charité, une malade atteinte de cancer utérin avec troubles de la miction, qui fut, par suite d'une erreur, empoisonnée par le sulfate d'atropine, empoisonnement qui heureusement n'eut pas de conséquences funestes pour la malade. Si l'analogie entre l'urémie et l'empoisonnement par les solanées vireuses eût été aussi grande qu'on veut bien le dire, l'erreur eût certainement été commise dans ce cas où se trouvaient réunies toutes les circonstances qui pouvaient de prime abord faire croire à des accidents urémiques. Pourtant la cause du mal fut facilement reconnue et le traitement dirigé en conséquence.

C'est ce que montrera bien l'observation suivante :

Obs. VI. — Cancer du col de l'utérus ; empoisonnement par le sulfate d'atropine ; pneumonie double.

Ch... (Eugénie), 39 ans, culottière, entrée à la Charité, salle Sainte-Madeleine, n° 23, le 30 août 1874.

On ne trouve pas d'antécédents cancéreux parmi les membres de la famille. L'hygiène de la malade a toujours été bonne.

La malade raconte que, réglée depuis l'âge de 15 ans, elle s'est toujours bien portée jusqu'en 1862. Les menstrues étaient régulières, il n'y avait pas de pertes blanches. A l'époque indiquée, elle éprouva, huit jours après ses règles, une vive contrariété. Elle fut alors prise subitement de douleurs intenses dans la région lombaire, et eut, en même temps, une hémorrhagie utérine abondante de sang noir ; transportée à l'hôpital, elle y resta trois jours, et en sortit bien portante. Mais peu de temps après, les douleurs lombaires réapparurent et, dès lors, les règles devinrent irrégulières et abondantes. Il y eut des hémorrhagies utérines, soit après les époques menstruelles, soit dans l'intervalle.

Les douleurs spontanées, et n'augmentant pas à la pression, se faisaient surtout sentir aux aines et dans les régions lombaire et sacréc Il y avait un sentiment de pesanteur à l'anus, et la marche augmentait les douleurs. Il survint bientôt une grande faiblesse et un amaigrissement prononcé, pourtant la malade ne se rappelle pas que sa peau eût déjà changé de couleur. Il n'y avait pas de prurit à la vulve, ni de douleurs aux reins. L'émission de l'urine se faisait normalement; ce liquide, d'abord un peu rougeâtre, devint trouble ; il n'y avait pas de douleur au moment de la miction, la quantité d'urine était normale.

En somme, l'état de la malade, c'est-à-dire douleurs violentes et spontanées dans les aines, les lombes et la région sacrée, pesanteur à l'anus, irrégularité des règles, hémorrhagies utérines fréquentes et abondantes, amaigrissement, digestions pénibles, perte d'appétit, constipation, tout cela dura jusqu'au mois de décembre 1873, époque à laquelle la maladie empira.

A cette époque, les douleurs devinrent si violentes, que la malade dut garder le lit ; les menstrues cessèrent complètement, la constipation devint opiniâtre ; les hémorrhagies devinrent plus fréquentes et plus copieuses, il n'y avait pourtant pas encore d'écoulement blanc et fétide. L'émission de l'urine sembla se faire plus difficilement, il y eut des vomissements fréquents. L'intelligence resta libre, pas de troubles sensoriels, la malade se plaint surtout de violents maux de tête qu'elle ressentit à cette époque, il n'y eut pas d'épistaxis.

A son entrée à l'hôpital, la malade se trouvait dans le même état, seulement il s'établit un écoulement blanc fétide. Le toucher montra l'utérus en rétroversion. Le col était dur, bosselé, inégal, dejeté en avant, il n'y avait pas encore d'ulcération.

Des injections sous-cutanées de chlorhydrate de morphine furent prescrites contre les douleurs.

Examen de l'urine,	30 octobre.
Quantité,	1500 grammes.
Densité,	1,010.
Réaction,	neutre.
Coloration,	pâle, urine trouble.
Examen au microscope,	phosphate ammoniaco-magnésien.
Urée,	6 grammes par litre.
Acide urique,	très-petite quantité.
Albumine,	point.

Le 26 octobre, la malade souffrant davantage, deux injections sous-cutanées furent pratiquées, la première à 5 heures, la seconde à 8 heures du soir.

A la visite du 27, Ch..., fut trouvée dans un délire violent, interpellant, sans les reconnaître, les personnes qui l'approchaient, s'agitant beaucoup dans son lit, parlant à tort et à travers. La malade avait vomi plusieurs fois, l'insomnie avait été complète, et le délire avait commencé environ deux heures après la dernière injection.

La dilatation des pupilles était considérable : ce dernier symptôme, ajouté aux autres, fit songer à une erreur dans l'emploi du médicament. En effet, une injection de sulfate d'atropine avait été pratiquée à la malade, ainsi qu'on put s'en assurer. On ordonna trois tasses de café. Température axillaire, le matin, 38°2 ; le soir, 38°6.

Le 28, au matin, la malade accuse une grande sécheresse de la gorge, les pupilles sont toujours très-dilatées, les vomissements continuent. Les doigts et les mains sont le siége d'un tremblement continuel. La vision est troublée, la malade a des hallucinations de la vue. La peau est chaude, rouge. Le delire continue. Le matin, température axillaire, 37°,4 ; le soir, 38°. On continue le café.

Le 29. Les mêmes symptômes sont observés, pourtant la vision est presque revenue à l'état normal, et le délire s'est un peu calmé. Il y a une saillie marquée des globes oculaires.

Dans les premiers jours de novembre, les derniers symptômes de l'empoisonnement par l'atropine ont disparu.

La malade est prise de phlegmatia alba dolens de la cuisse gauche, et succombe le 20 novembre à une pneumonie double.

A l'autopsie, on trouva l'uretère gauche fortement dilaté et le rein correspondant en dégénérescence granulo-graisseuse. Les mêmes organes, du côté droit, étaient à peu près sains, ce qui peut expliquer l'absence des accidents urémiques chez cette malade.

On voit par l'examen des signes notés dans cette observation qu'il a été facile d'éviter l'erreur de diagnostic. Pour ne rappeler que les symptômes capitaux la rougeur de la peau, la sécheresse de la gorge, la dilatation énorme des pupilles, les troubles de la vision, la forme du délire, délire bruyant, loquace, avec hallucinations de la vue et de l'ouïe, tous ces signes étrangers à l'urémie devaient forcément faire songer à un empoisonnement par l'atropine. Enfin l'élévation de la température venait encore confirmer ce diagnostic. Il est vrai que pour Rosenstein ce dernier signe serait sans valeur ou plutôt probant en faveur de l'urémie, car cet observateur admet, qu'au cours des accidents urémiques on observe toujours une augmentation de la chaleur. On comprend difficilement qu'une pareille affirmation ait pu être émise, car presque tous les observateurs sont d'accord sur ce point, tous ont vu et noté une diminution notable de la température centrale dans l'urémie.

Reste enfin une dernière affection avec laquelle on peut confondre l'urémie à forme gastrique et intestinale. C'est le choléra. Nous trouvons entre ces deux affections un grand nombre de signes communs, et l'erreur a été probablement commise.

L'observation suivante en est peut-être une preuve, je la reproduis ici, bien qu'elle soit incomplète, car à cette époque mon attention n'avait pas encore été appelée sur les accidents d'urémie qui peuvent se montrer au cours des tumeurs cancéreuses de l'utérus ou du petit bassin.

Obs. VII.

H... (Joséphine), 31 ans, blanchisseuse, entre en octobre 1873 à l'hôpital Beaujon, service de M. Axenfeld.

Pas d'autres antécédents pathologiques personnels que des accidents du côté de la peau et de la gorge (1868), pour lesquels elle est soignée à Saint-Louis. Diagnostic hésitant entre scrofule grave et syphilis. Sort de Saint-Louis à la fin de 1868, avec un état général assez bon, mais avec une perforation complète du voile du palais.

Rien à noter dans la santé de la malade jusqu'en juillet 1872. A cette époque, pertes abondantes durant trois ou quatre jours, sans grande douleur et sans cause connue.

Etat général passable, affaiblissement. Les pertes cèdent à des préparations de ratanhia.

La santé reste assez bonne jusqu'en janvier 1873 ; alors apparaissent du gonflement et de la douleur de la cuisse gauche.

Dans les premiers jours d'octobre 1873, la malade entre à Beaujon ; œdème blanc, peu douloureux du membre inférieur gauche. Dans la fosse iliaque gauche, se continuant avec l'empâtement du petit bassin tuméfaction irrégulière, non fluctuante, non réductible, peu douloureuse. La malade est soumise au repos et à l'iodure de potassium.

Le 20. Pendant que l'épidémie de choléra sévissait à l'hôpital Beaujon, la malade est prise de diarrhée aqueuse et de vomissements.

Le 21. Les vomissements et la diarrhée persistent, coliques vives, la malade urine à peine.

Le 22. Mêmes phénomènes; de plus, abattement profond, refroidissement, état subcomateux, très-peu d'urine. Celle-ci n'a pas été examinée.

Le 23. La malade est transférée dans le pavillon d'isolement des cholériques, salle Saint-Edouard, n° 40. Le matin, T. 36°9. Son état semblant désespéré, on lui pratique une injection veineuse de sérum artificiel de 1400 grammes.

Mort quelques heures après.

Autopsie. Pas de psorentérie; abcès de la fosse iliaque développé autour d'un squirrhe ovaro-utérin, occupant toute la moitié gauche du petit bassin, et envoyant un prolongement derrière la vessie.

Dilatation des uretères et des bassinets, surtout du côté gauche; néphrite interstitielle évidente.

Pas la moindre congestion dans les poumons qui sont aérés, crépitants, blanc rosé. Ce fait est à noter, quand on songe à l'état congestif que présentent ordinairement les poumons d'individus morts du choléra.

Comme on le voit par cette note, les symptômes de l'urémie sont assez voisins de ceux du choléra pour donner lieu à des erreurs de diagnostic. L'erreur a-t-elle été commise dans le cas actuel? On pourrait le croire, surtout après l'examen du résultat que fournit l'autopsie, Quoi qu'il en soit, on comprend que, en temps d'épidémie, l'attention des médecins puisse être attirée dans un sens différent de la vérité, erreur que légitimerait la ressemblance des symptômes, mais que redresserait probablement un examen plus minutieux, surtout si l'on a présente à l'esprit la possibilité d'accidents urémiques survenant au milieu d'une épidémie cholérique.

VI

Alors que des accidents d'urémie se montrent et reconnaissent pour cause un obstacle à l'émission des urines, quel doit être le rôle du médecin et quels moyens pourra-t-il mettre en usage pour entraver la marche de ces accidents? Si l'obstacle pouvait être enlevé, l'indication thérapeutique serait tout indiquée. Malheureusement, après l'oblitération des uretères par un cancer de l'utérus, toute intervention chirurgicale est impossible; on ne doit donc songer qu'à des moyens palliatifs.

Ces moyens, l'étude des symptômes nous les indique aussi clairement que possible. On voit, en effet, au cours de la maladie, les accidents s'amender, quelquefois disparaître, alors qu'une diarrhée copieuse ou des vomissements abondants se produisent. Il y a là un émonctoire supplémentaire pour les matériaux toxiques, les reins sont remplacés dans leurs fonctions par la muqueuse digestive. L'indication, dans le cas où ces évacuations existeront, sera donc de les respecter, sans même tenter de les diminuer, surtout la diarrhée, car souvent, comme on peut le voir à la lecture de nombreuses observations, les premiers accidents d'urémie se montrent alors que cesse brusquement un flux intestinal abondant.

Si la dépuration sanguine ne se fait pas par le tube digestif, il faut la provoquer. Des purgatifs répétés sont alors indiqués et parmi ces médicaments, les purgatifs drastiques devront avoir la préférence. On donnera de la scammonée, du jalap, de l'eau-de-vie allemande, etc. Quand l'excrétion de l'urine n'est pas complètement abolie, comme cela se voit alors qu'un des uretères est encore libre, on pourra concurremment, avec les drastiques, administrer des médicaments diurétiques, surtout les alcalins, leurs carbonates ou leurs acétates.

En même temps qu'on agira sur les voies urinaires et digestives, il ne faudra pas négliger les fonctions de la peau, il y a encore là un débouché pour les matériaux toxiques. On conseillera des frictions sèches faites avec un linge rude, ou bien, comme l'indique Richardson, des lotions froides souvent répétées. On y trouvera un double avantage, d'abord l'augmentation de l'activité fonctionnelle de la peau, puis une plus grande élimination par la surface pulmonaire.

En présence d'accidents aussi redoutables et quelquefois à marche si rapide, aucun mode d'action ne doit être négligé. On pourra donc employer simultanément les divers moyens que je viens d'énumérer, sans toutefois les considérer comme autre chose que de

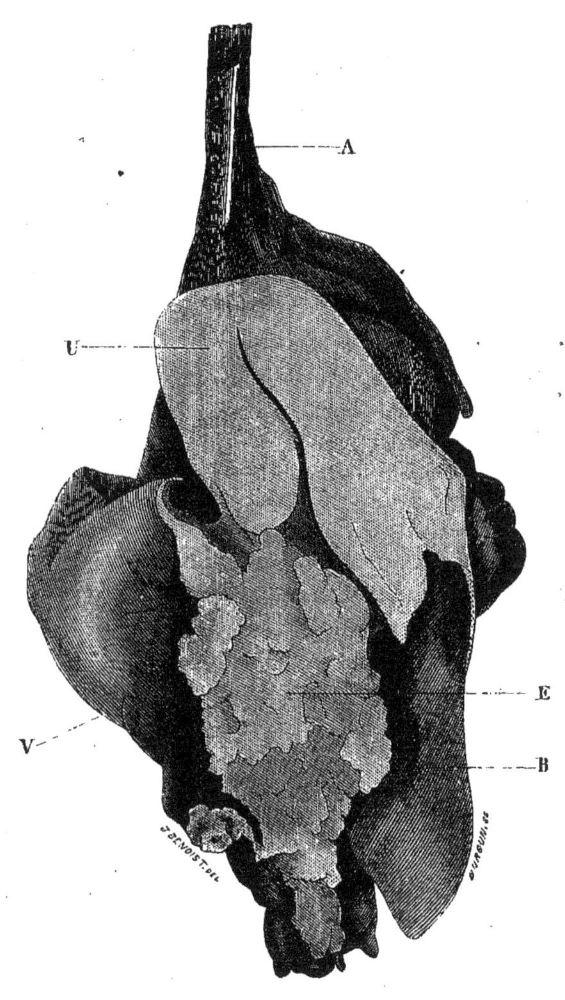
A
U
E
V
B

simples palliatifs et leur rien demander de plus que d'enrayer la maladie ou de parer à des accidents imminents.

Explication de la planche.

On trouve sur cette gravure une coupe antéro-postérieure de l'utérus, de la vessie et du vagin. La lèvre antérieure du col de l'utérus a complètement disparu, ainsi qu'une partie du corps. La lèvre postérieure au contraire est saine.

Une masse cancéreuse énorme (E) envahit la partie antérieure du vagin, presque jusqu'à l'orifice vulvaire. Le bas-fond de la vessie (V) est également englobé par la tumeur. L'uretère (A) est très-dilaté, par suite de l'oblitération de son orifice vésical.

La paroi postérieure du vagin (B) est normale.

Je dois à l'obligeance de mon excellent maître M. Brouardel, la communication de cette planche qui a été gravée d'après les pièces anatomiques observées chez une malade de son service.

BIBLIOGRAPHIE.

Addison. — Guy's Hospital Reports, 1839.
Andral. — Clinique médicale, t. II, p. 175.
Aran. — Leçons cliniques sur les maladies de l'utérus.
— — Gazette des hôpitaux, 1860.
Béhier. — Etude de quelques points de l'urémie, 1873.
Bernard (Cl.). — Physiologie expérimentale, 1855.
— — Leçons sur les liquides de l'organisme, 1859.
Bernard (Cl.) et Barreswill. — Sur les voies d'élimination de l'urée après l'extirpation des reins; in Arch. gén. de médecine, 1847.
Bouchard. — Leçon clinique sur l'examen des urines ; in Mouvement Médical, 1873.
Bourneville. — Etudes cliniques et thermométriques sur les maladies du système nerveux.
Bright. — On abdominal tumours and intumescence illustrated by cases of renal diseases (Guy's Hospital Reports, 1839).
Brunner. — Gazette hebdomadaire, 1857.
Bulletins de la Société anatomique.
Challan. — Elimination d'urée par l'estomac dans le brightisme. Thèse de Strasbourg.
Chalvet. — Note sur les altérations des humeurs par les matières dites extractives (Comptes-rendus de la Société de biologie, 1867, p. 149).
— — Physiologie pathologique de l'inflammation. Thèse d'agrégation, 1869.
Charcot. — Leçons sur les maladies du système nerveux, 1872-73.
Chaumont. — Des troubles urinaires qui compliquent le cancer de l'utérus. Thèses de Paris, 1874.
Civiale. — Maladies des organes génito-urinaires, 1859.
Comptes-rendus de la Société de biologie.
Courty. — Maladies de l'utérus.
Cruveilhier. — Anatomie pathologique, atlas, 23e livraison.
Dance. — Archives générales de médecine, 1829, p. 205 et suiv.
Demarquay. — Bulletins de la Société anatomique, 1867.
Duparcque. — Maladies de la matrice.

Fernet. — De l'oligurie et de l'anurie hystériques et des vomissements qui les accompagnent (Union médicale, 1873).
Follin. — Comptes-rendus Société biologie, 1849.
Frerichs. — Die Bright'sche Nieren Krankheit, 1851.
Forget. — Etude pratique et philosophique du col de la matrice, 1849.
Fouilhoux. — Essai sur les variations de l'urée. Thèse de Paris, 1874.
Fournier. — De l'urémie. Thèse d'agrégation, 1863.
Gallois. — Recherches sur l'urée. Comptes-rendus Société biologie, 1857.
Gauchet. — Union médicale, 1859.
Girard. — Résorption urineuse et urémie dans les maladies des voies urinaires. Thèse de Paris, 1873.
Gréhant. — Recherches sur l'excrétion de l'urée. Thèse de doctorat ès sciences, 1870.
Gubler. — Albuminurie. In Dictionnaire Encyclopédique.
— — Comptes-rendus Société biologie, 1869.
Hardy et Béhier. — Pathologie générale, t. I, p. 539.
Hermann. — Ueber den einfluss des Blutdruckes auf die secretion des Harns. In Zeitsch. f. rat. Mediz, 1863.
Hutchinson. — The Lancet, 1871.
Hirtz. — Urémie. In Gazette médicale de Strasbourg, n° 1.
Jaccoud. — Albuminurie. In Dictionnaire pratique.
— — Traité de pathologie interne.
— — Clinique médicale.
Juventin. — Urée dans les vomissements. Thêse de Paris, 1874.
Kien. — Gazette médicale de Strasbourg, n° 1.
Lancereaux. — Art. *Néphrite.* In Dictionnaire Encyclopédique.
— — Anatomie pathologique.
Lebert. — Traité des maladies cancéreuses. Paris, 1851, p. 273.
Lecorché. — Maladies des reins.
Lemaistre. — Revue médico-chirurgicale de Paris, 1854.
Leudet. — Mémoire sur les convulsions dans la néphrite. In Moniteur des hôpitaux, 1857.
Lieutaud. — Historia anatomico-medica, t. I, p. 172 et suiv.
Lorain. — De l'albuminurie. Thèse d'agrégation.
Liouville et Béhier. — Comptes-rendus Société biologie, 1873, et Mouvement Médical, 1873.
Mollière (Daniel). — Art. *Rein.* Anatomie et physiologie. In Dictionnaire Encyclopédique.

Monceaux. — Thèse de Paris, 1855, n° 14 (statistique).
Morgagni. — Epist. Anatom. medic., t. XI.
Nessi (Giacomo). — Instituzioni di chirurgia. Venezia, 1795, t. III, p. 132.
Nicaise. — De l'hydronéphrose. In Gazette médicale, 1874, p. 542.
Niemeyer. — Pathologie interne.
Noel. — Mémoires de l'Académie Royale de Chirurgie, t. IV, p. 57.
Petit. — Maladies chirurgicales, t. III, p. 6.
Picard. — De la présence de l'urée dans le sang et de sa diffusion dans l'organisme. Thèse de Strasbourg, 1856.
Pihan-Dufeillay. — Urémie dyspnéique. Thèse de Paris, 1861.
Pitou dit Balme. — Accidents cérébraux consécutifs à la suppression d'urine. Thèse de Paris, 1854.
Rayer. — Traité des maladies des reins, t. III, p. 486.
Raymond. — Bulletins de la Société anatomique, 1875.
Richardson. — Dublin Hospital Gazette, 1855.
Robert. — Des affections granuleuses, ulcéreuses et carcinomateuses du col de l'utérus. Paris, 1848.
Roberts (de Manchester). — Urinary and Renal diseases, 1872, p. 474.
— — Mouvement médical, 1871 (Traduct.).
Robin et Verdeil. — Chimie physiologique.
Robin. — Leçons sur les humeurs.
Rosenstein. — Traité pratique des maladies des reins, 1874.
Roumieu. — Des différents modes de terminaison du cancer épithélial du col de l'utérus. Thèse de Paris, 1875.
Saexinger. — Prager Vierteljahrschrift, 1867.
Scanzoni. — Maladies des organes sexuels de la femme, 1858.
Simpson. — Clinical lectures on diseases of women. Philadelphie, 1863.
Tournié. — Union médicale, 1860.
Thompson. — Leçons cliniques sur les maladies des voies urinaires.
— — Mouvement médical, 1873 (Traduction).
Vauquelin et Ségalas. — Journal de physique de Magendie, t. II, p. 354
Virchow. — Traité des tumeurs.
Wagner (Ed.). — Die Gebarmütter Krebs. Leipsik, 1858.
Wannebroucq. — Bulletin médical du nord de la France, 1863.
West (C.). — Lectures on diseases of women. London, 1864.
Wilson. London medical Gazette, 1833.

A. Parent, imprimeur de la Faculté de Médecine, rue M.-le-Prince, 31

www.ingramcontent.com/pod-product-compliance
Ingram Content Group UK Ltd.
Pitfield, Milton Keynes, MK11 3LW, UK
UKHW021005180726
13838UKWH00003B/1461

9 782329 117676